おかえり！めいちゃん

白血病とたたかった子どもが
学校にもどるまで

わたしは めい。
小学二年生。

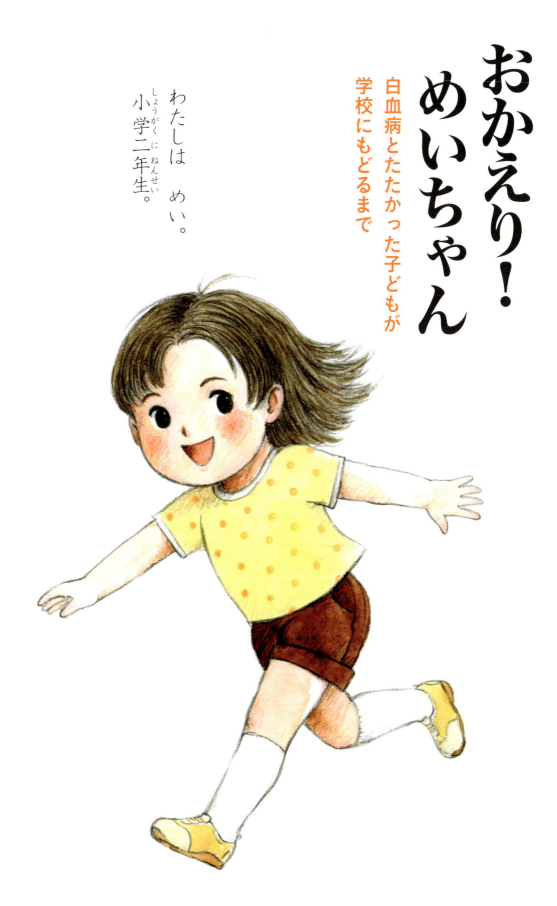

ふくろう出版

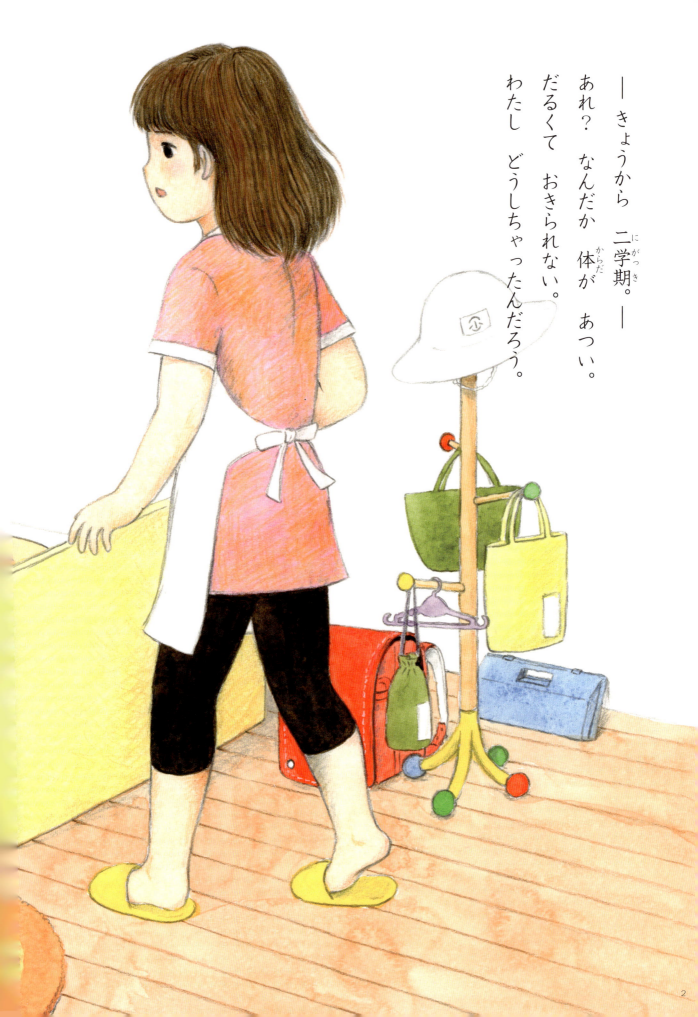

――きょうから 二学期。――
あれ？ なんだか 体が あつい。
だるくて おきられない。
わたし どうしちゃったんだろう。

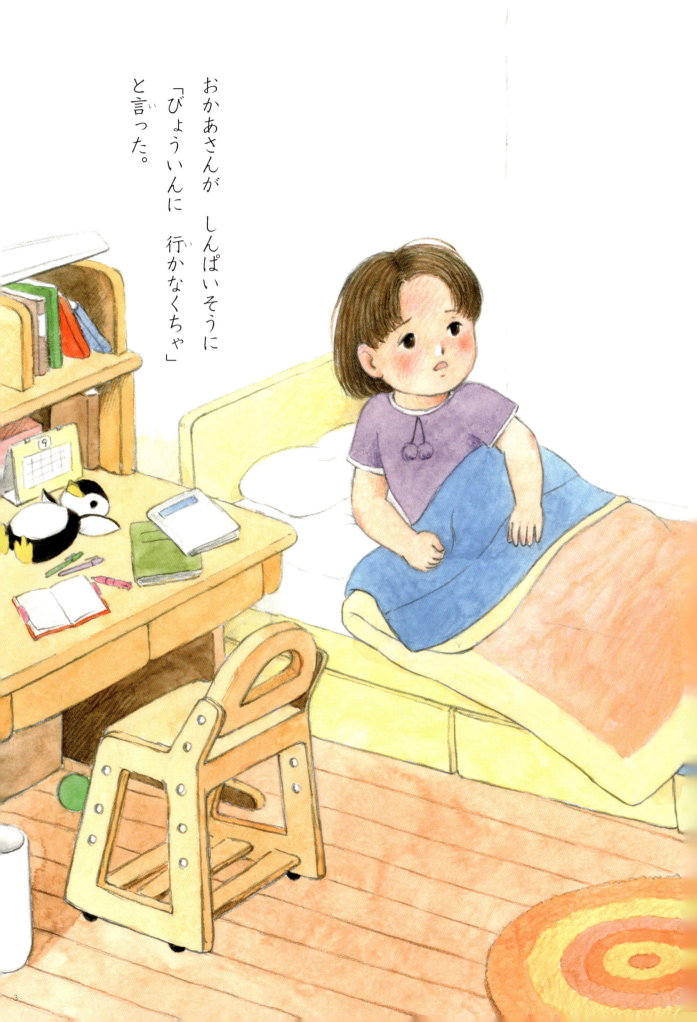

おかあさんが　しんぱいそうに
「びょういんに　行かなくちゃ」
と言った。

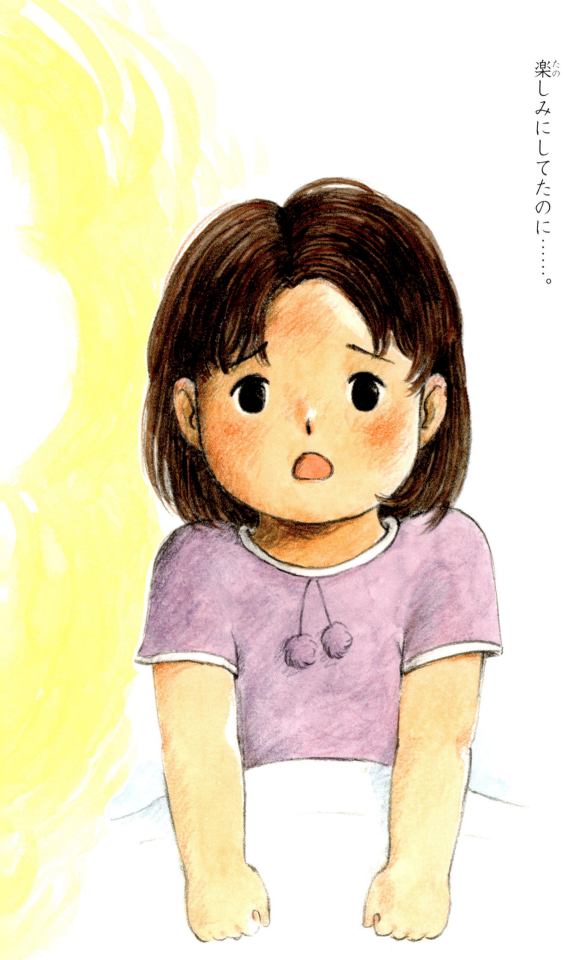

「えっ！ 学校休むの？」
やっと みんなに 会えると思って
楽しみにしてたのに……。

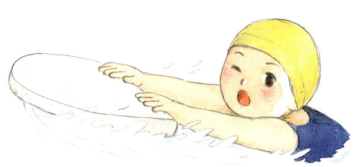
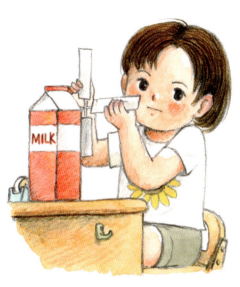
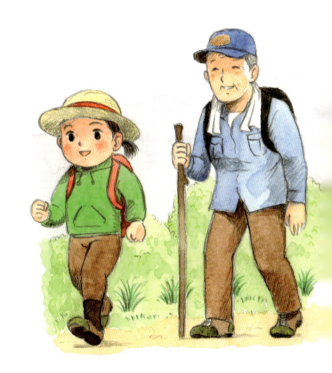

およげるように なったこと、
がんばって 山にのぼったこと、
田中先生やみんなに
話そうと思ってたのに。
それから、それから……。

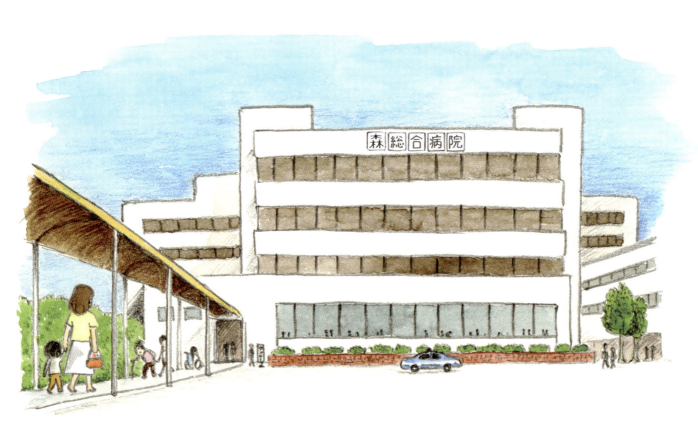

わたしは
おかあさんと いっしょに
びょういんに 行った。
おいしゃさんが、
「ねんのため くわしく
しらべたほうが いいですね。」
と言うので、
ちがうびょういんへ
行くことになった。

そこでは たくさんの けんさを した。
ちゅうしゃが "ちっくん" したときは、
いたくて なきそうに なっちゃった。

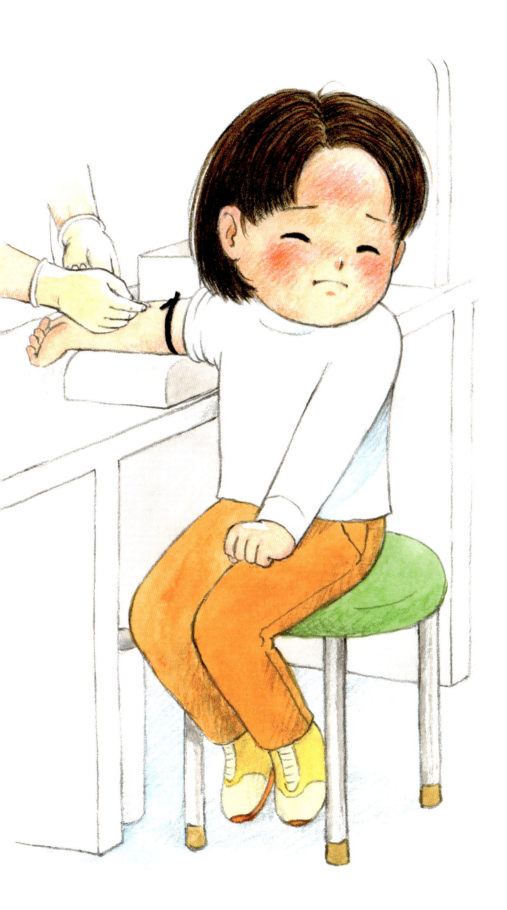

おいしゃさんは　むずかしい顔で

「白血病で　入いんになります」

と言った。

えっ？　はっけつびょうって　何？

入いんって　何？

わたし、どうなっちゃうの？

こたえて　おかあさん！

おかあさんの手は、こおりのように　つめたかった。

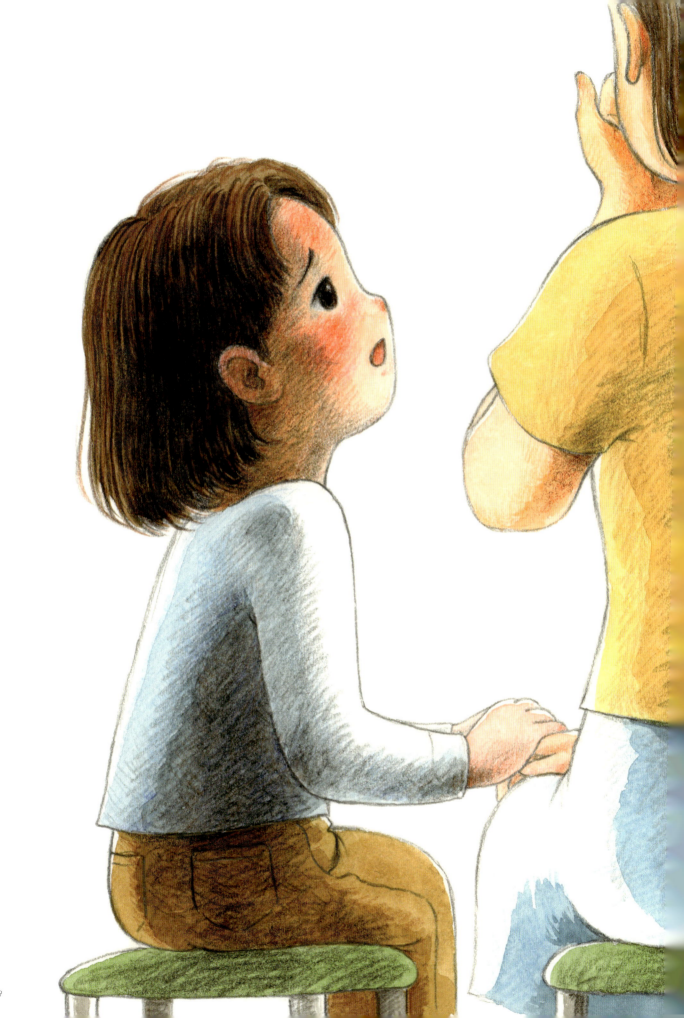

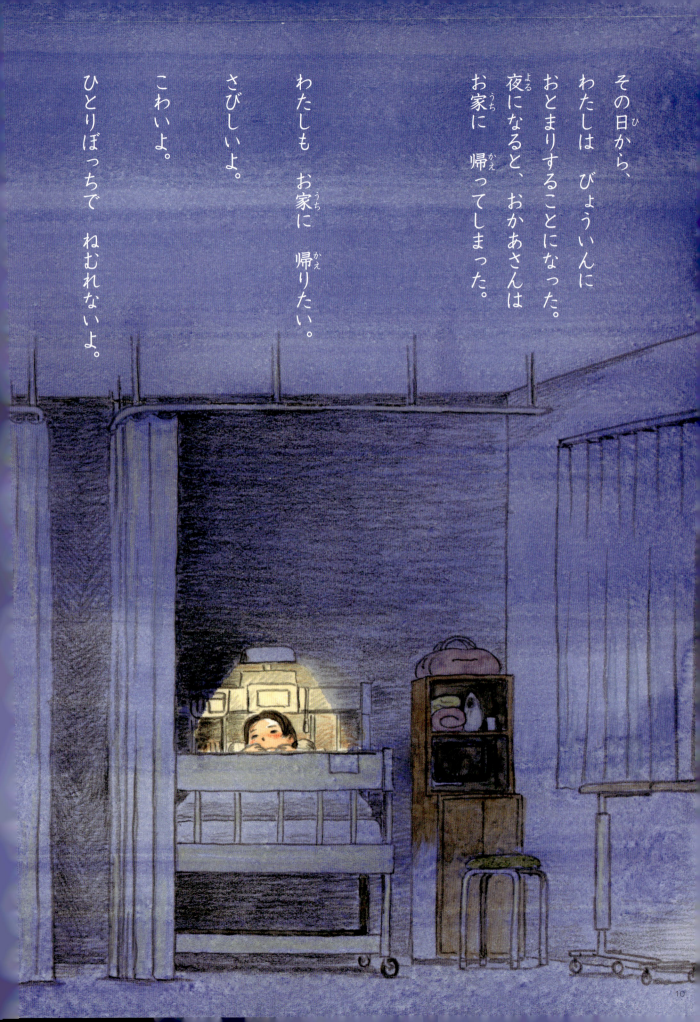

その日から、わたしは びょういんに おとまりすることになった。
夜になると、おかあさんは お家に 帰ってしまった。
わたしも お家に 帰りたい。
さびしいよ。
こわいよ。
ひとりぼっちで ねむれないよ。

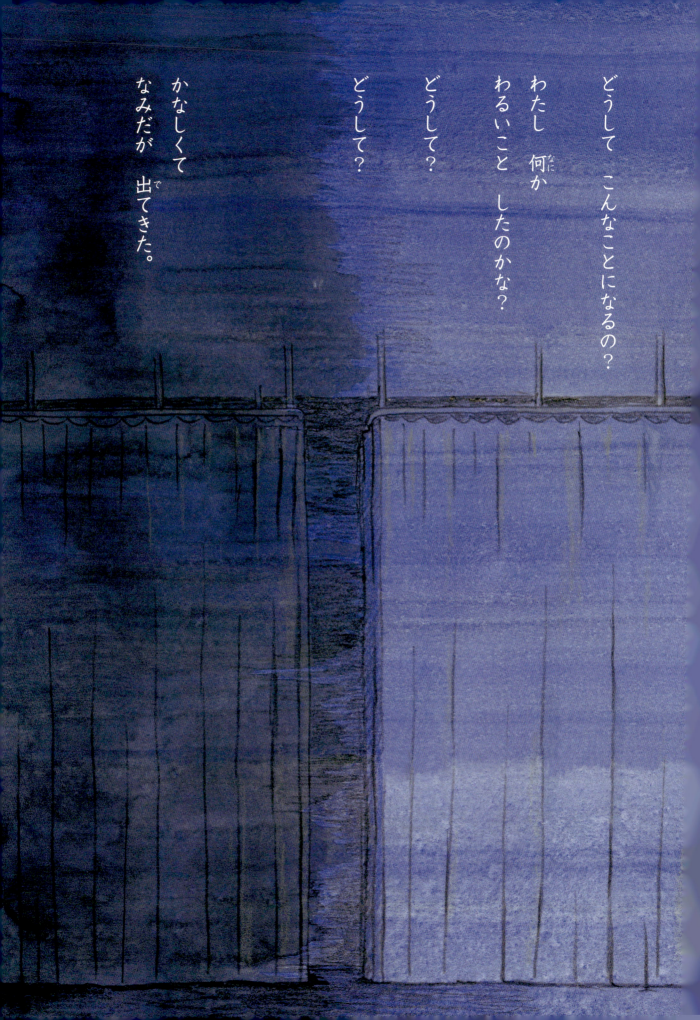

どうして　こんなことになるの？
わたし　何か
わるいこと　したのかな？
どうして？
どうして？
かなしくて
なみだが　出てきた。

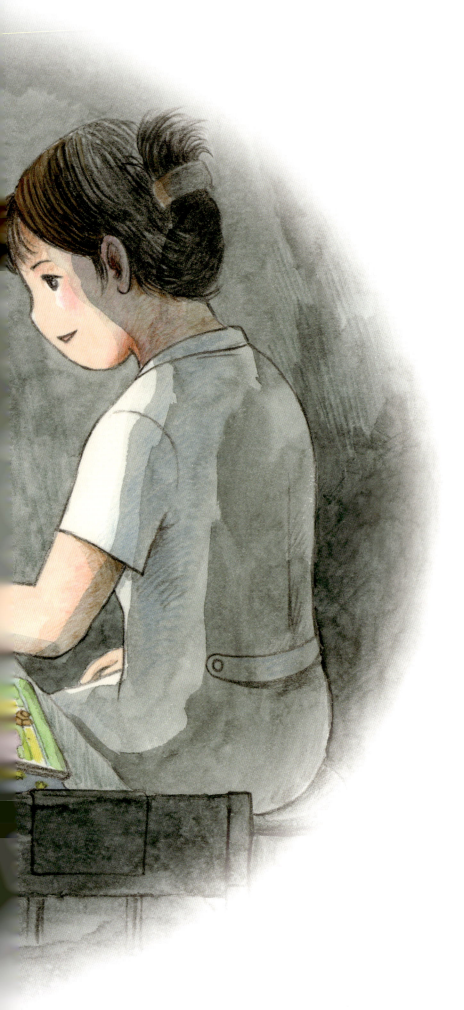

「めいちゃん、おかあさんが　帰って　さびしいね。」
かんごしさんが　やってきて、絵本を　読んでくれた。
わたしは、いつのまにか　ねむったみたい……。

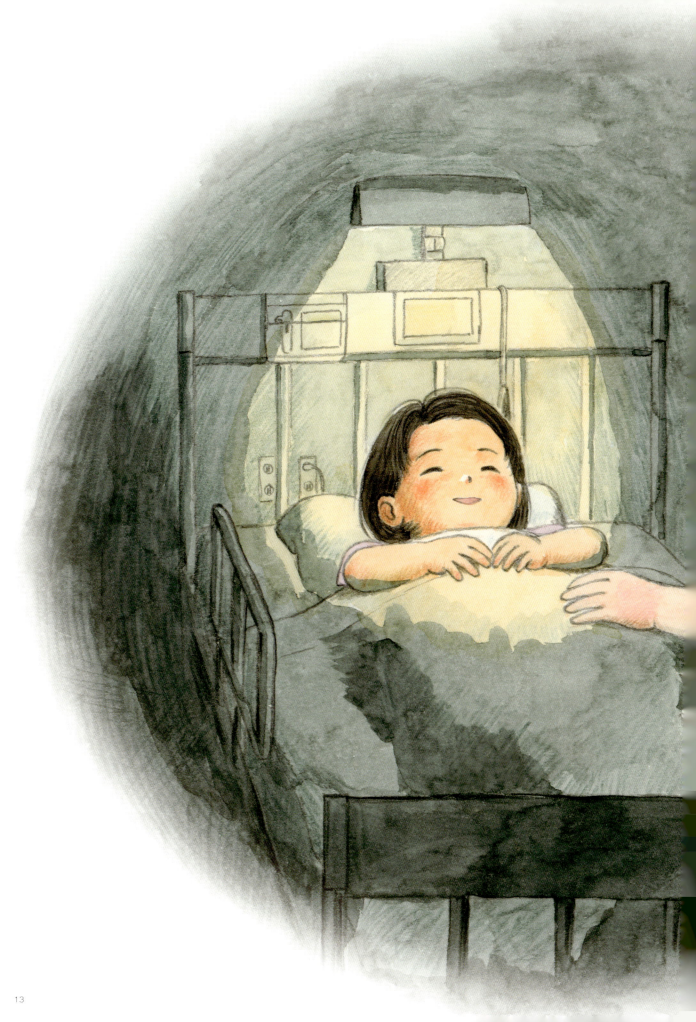

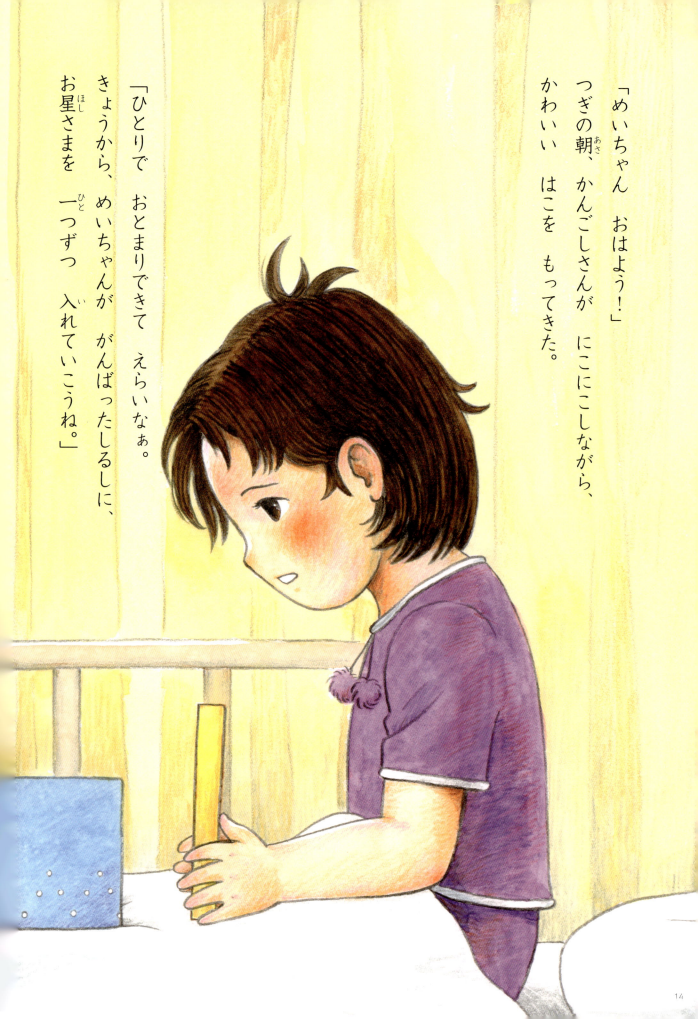

「めいちゃん おはよう!」
つぎの朝、かんごしさんが にこにこしながら、
かわいい はこを もってきた。

「ひとりで おとまりできて えらいなぁ。
きょうから、めいちゃんが がんばったしるしに、
お星さまを 一つずつ 入れていこうね。」

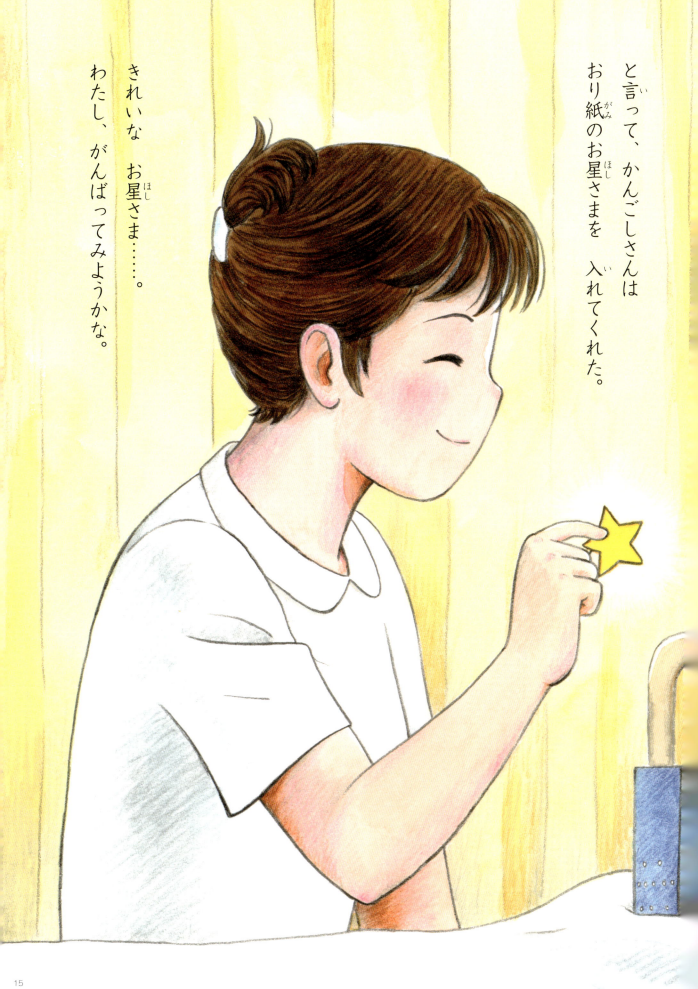

と言って、かんごしさんは
おり紙のお星さまを　入れてくれた。

きれいな　お星さま……。
わたし、がんばってみようかな。

それから 毎日
ちりょうが はじまった。

わたしは ねているときも おきているときも、
"点てき"という ちゅうしゃで
体に おくすりを 入れていたんだ。
トイレや おふろに 行くときも はずせない。
いつもいつも つながれていて いやだった。

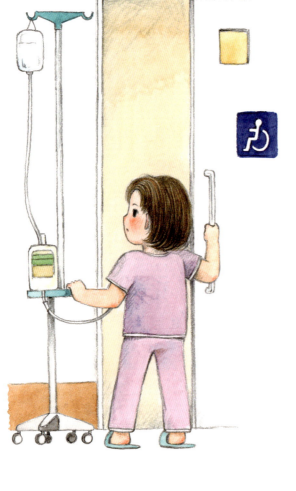

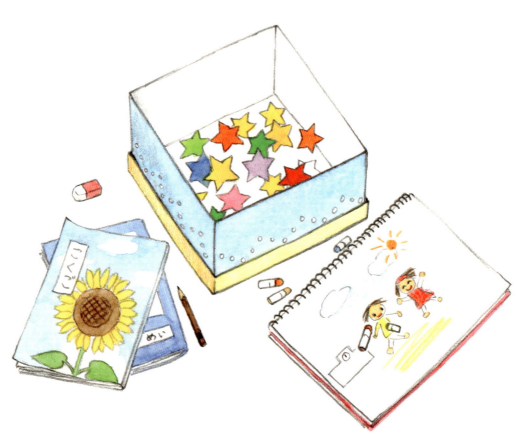

おくすりは びょう気を
なおしてくれるかわりに、
気もちわるくなって はいたりする。
口の中に できものができて
とてもいたい。
いたくて なかなか ごはんを
のみこめなかった。
でも、がんばって
いやなおくすりを のんだよ。
いたくても ごはんも 食べたよ。
いっぱいがんばったから
お星さまが どんどん
ふえていった。

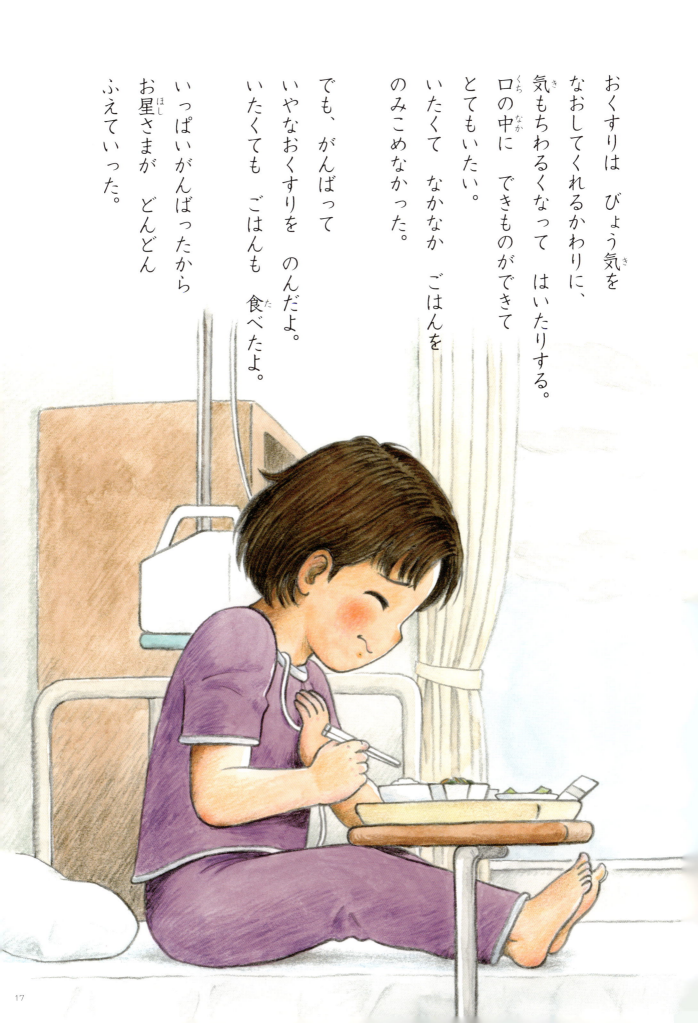

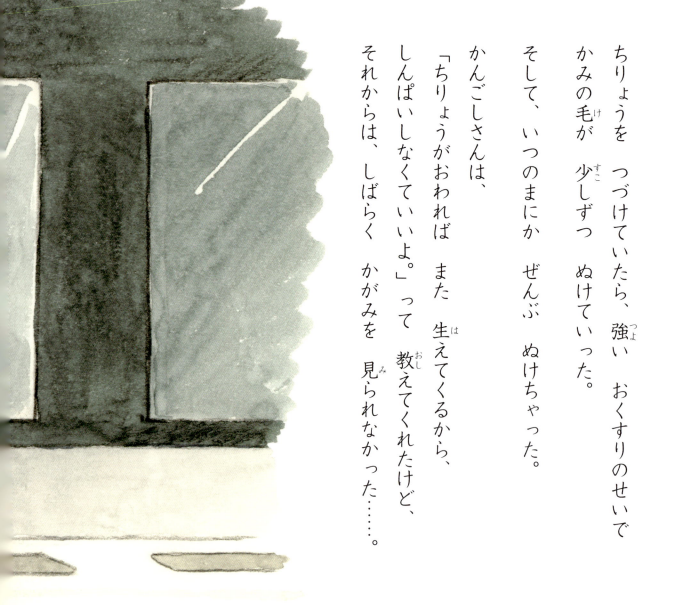

ちりょうを つづけていたら、強い おくすりのせいで
かみの毛が 少しずつ ぬけていった。
そして、いつのまにか ぜんぶ ぬけちゃった。
かんごしさんは、
「ちりょうがおわれば また 生えてくるから、
しんぱいしなくていいよ。」って 教えてくれたけど、
それからは、しばらく かがみを 見られなかった……。

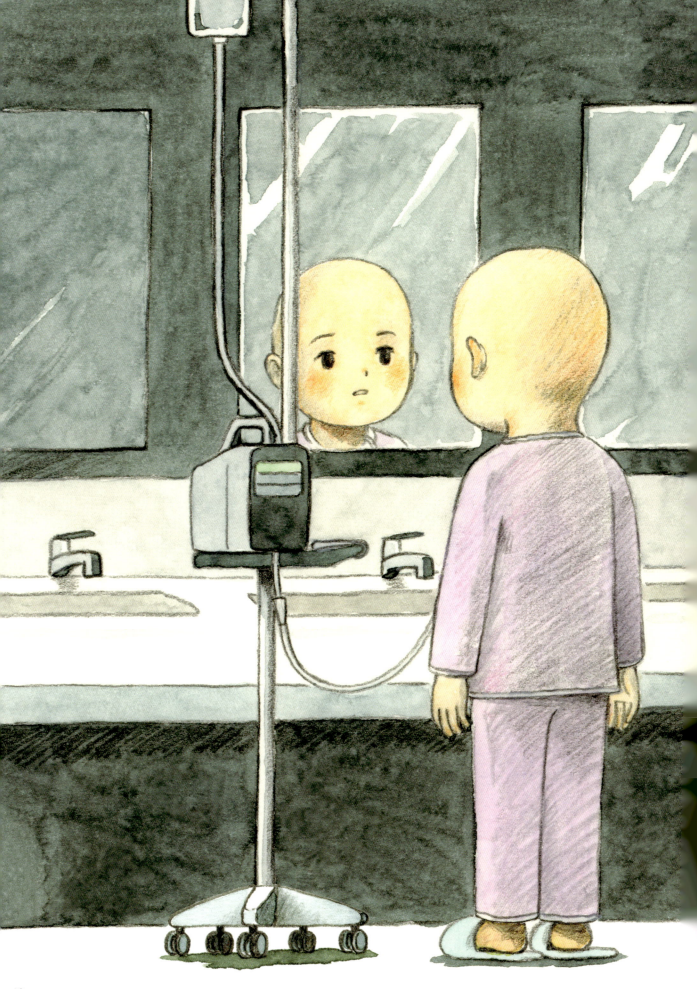

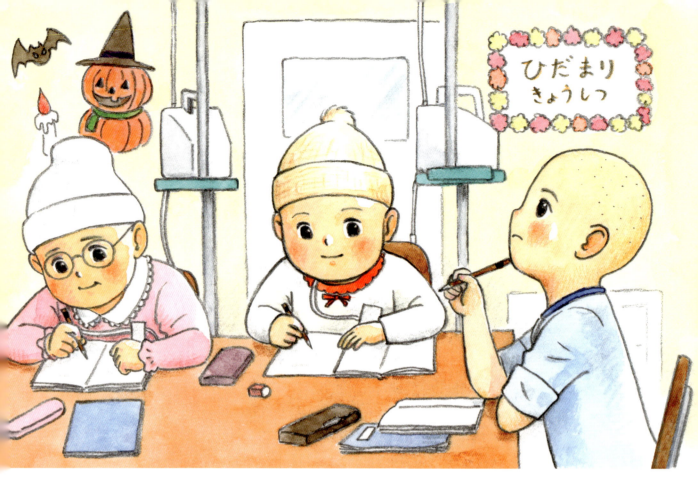

びょういんには
同じように
かみの毛の ぬけた子がいて、
その子たちと お友だちになったんだ。
みんといっしょに あそんだり
べん強したりしていると、
がんばろうっていう
気もちが わいてくるんだ。

でも、
学校のお友だちを
思い出すと、
むねが"キュッ"と
いたくなる。
みんなは、
わたしのこと
おぼえていて
くれるかな……。

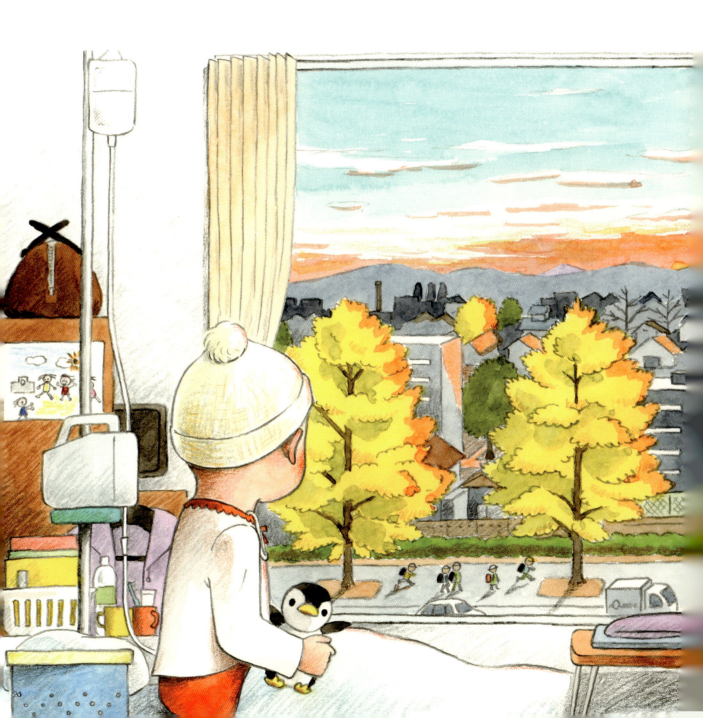

ある日、たんにんの　田中先生が　おみまいに　来てくれた。
「めいちゃん、こんにちは。会えて　うれしいわ。
あのね、クラスの　みんなが　めいちゃんに　手紙を　書いたのよ。」
「えっ、わたしに？」

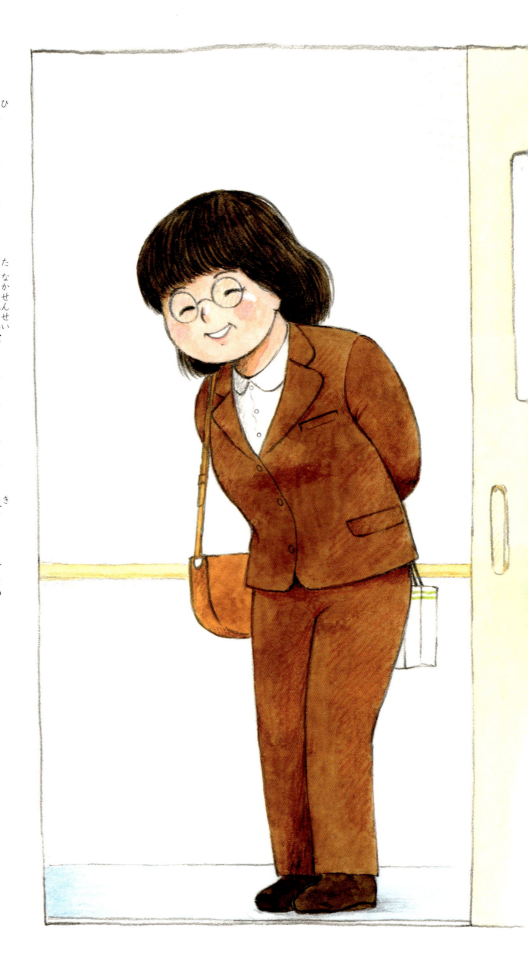

ずっと　会えないのに、
こんなに　たくさんの　お友だちが、
わすれないで　いてくれた。
うれしくて　ないちゃった……。
早く　元気になって、
みんなと　あそびたいなぁ。

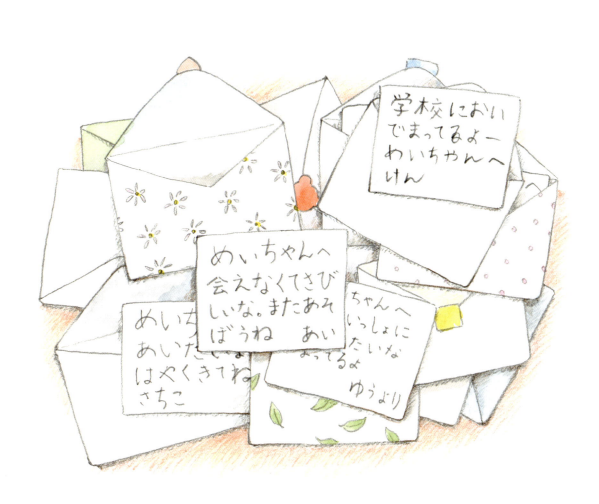

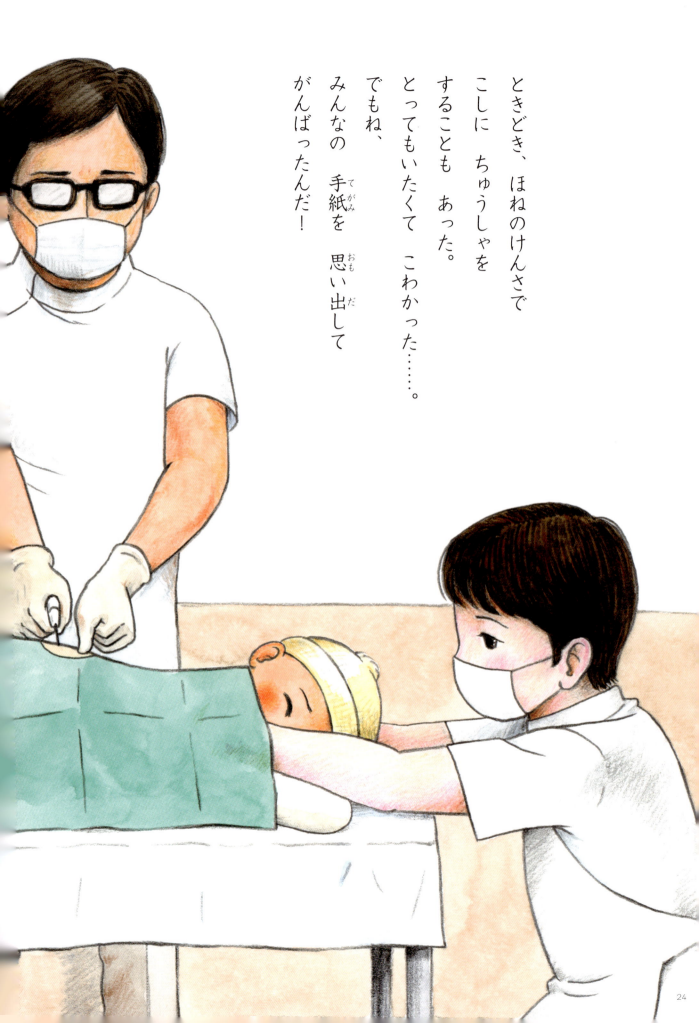

ときどき、ほねのけんさで
こしに ちゅうしゃを
することも あった。
とっても いたくて こわかった……。
でもね、
みんなの 手紙(てがみ)を 思(おも)い出して
がんばったんだ!

ほねのけんさのときは、
いつも かんごしさんは
お星さまを 三つも
入れてくれたんだよ。

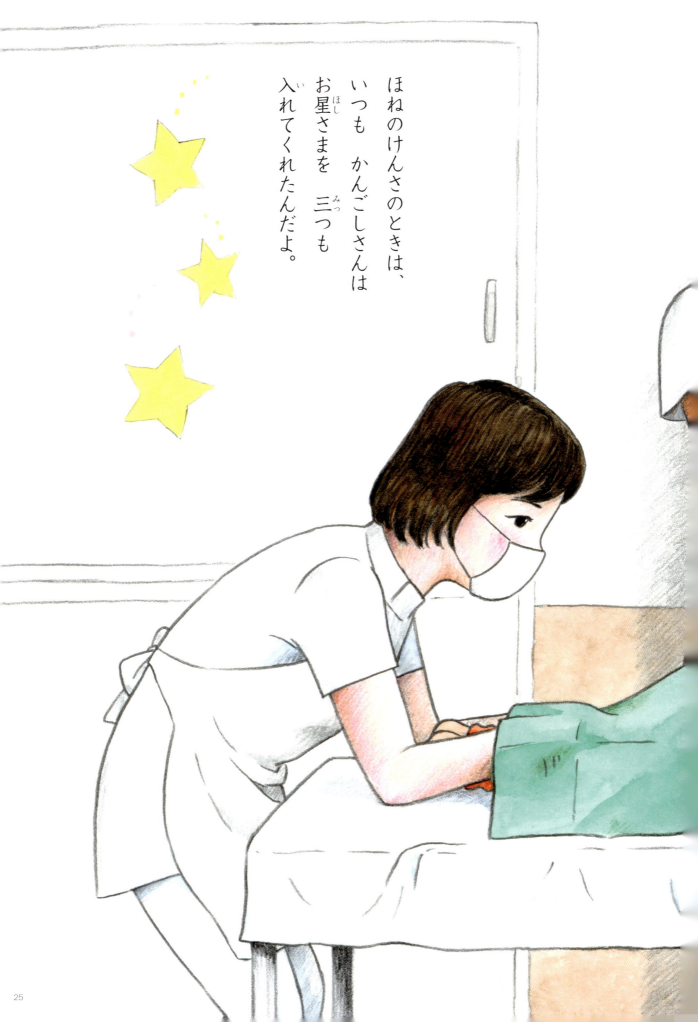

三月の　ある日、おいしゃさんが言った。

「めいちゃん、これまで　よくがんばったね。

もう　たいいんしてもいいよ。」

「やったー‼」

「学校にも　行っていいよ。

でも、かぜをひかないように　マスクをしようね。

体いくも、むりをしなければ　大じょうぶだよ。」

「お家に　帰れるんだね！

学校のみんなに　会えるんだね！」

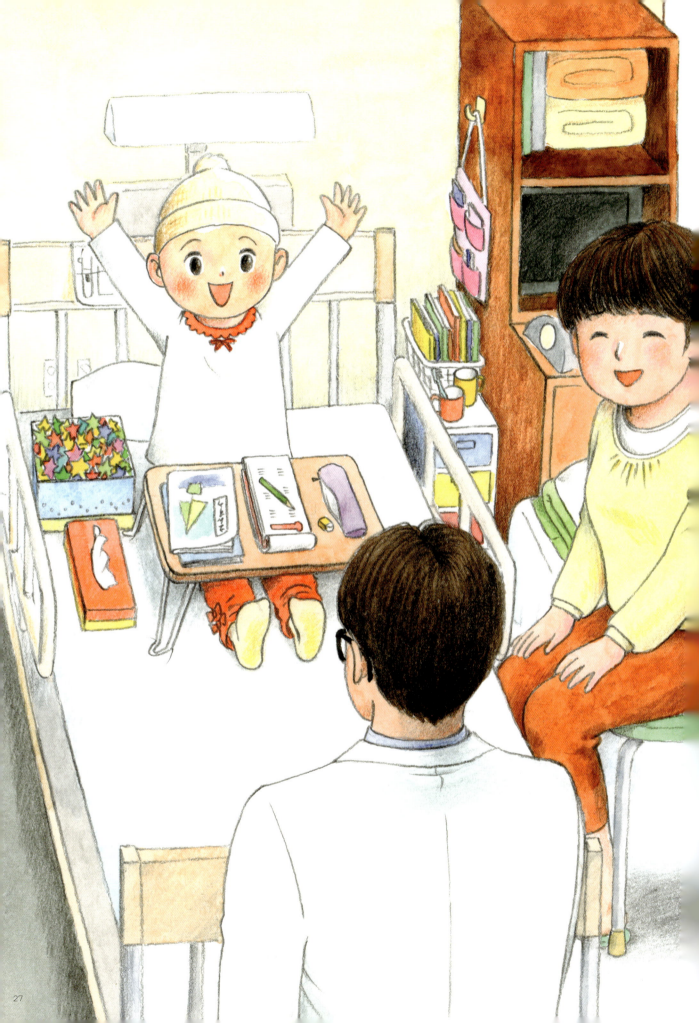

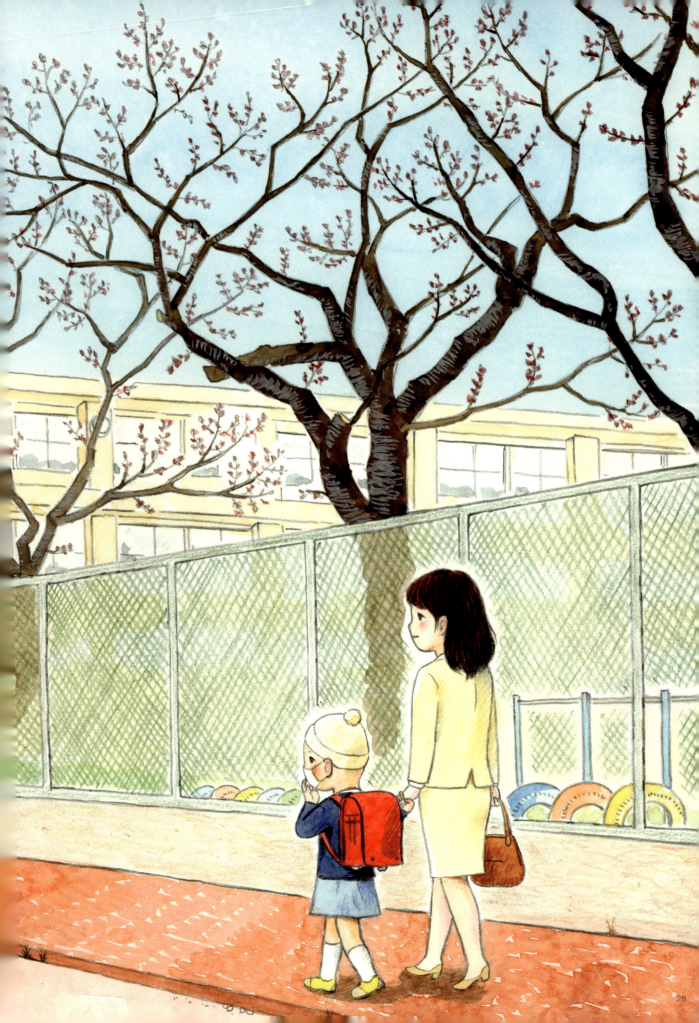

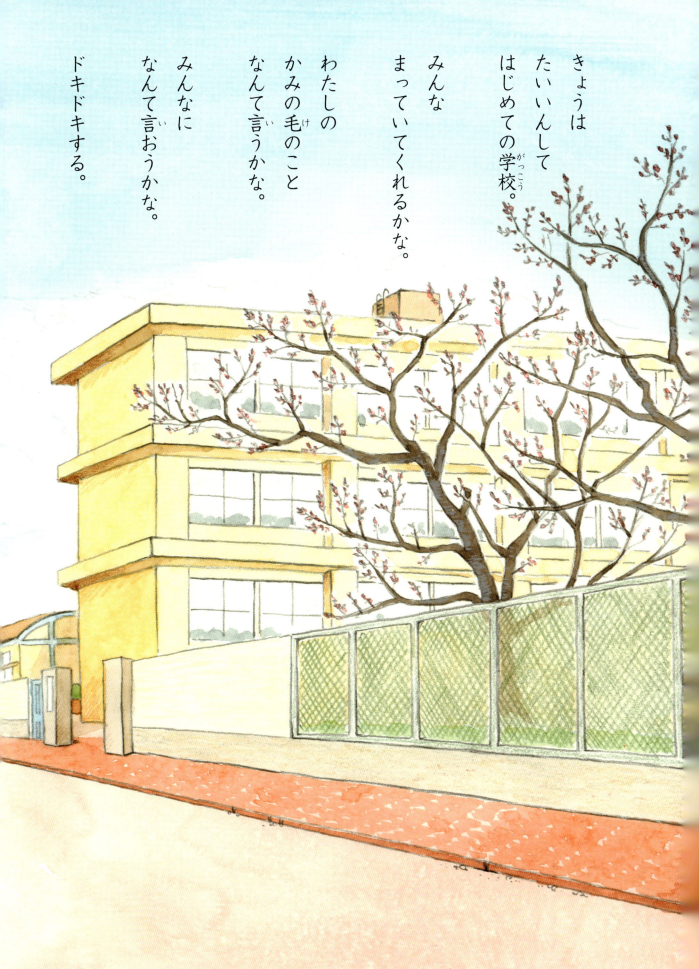

きょうは
たいいんして
はじめての学校。

みんな
まっていてくれるかな。

わたしの
かみの毛のこと
なんて言うかな。

みんなに
なんて言おうかな。

ドキドキする。

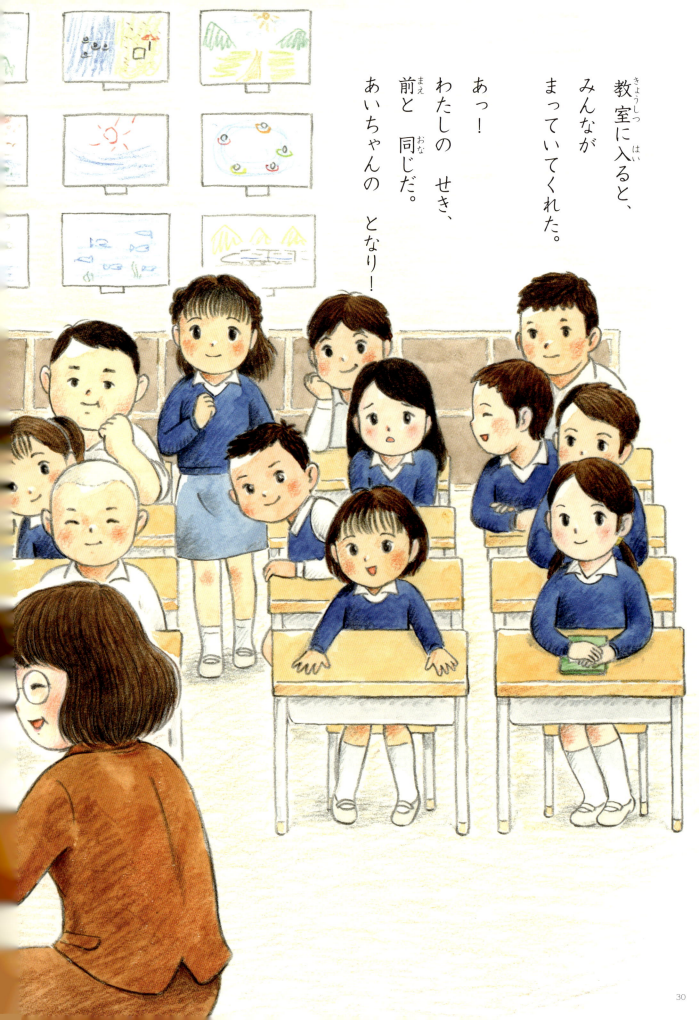

教室に入ると、
みんなが
まっていてくれた。

あっ!
わたしの せき、
前と 同じだ。
あいちゃんの となり!

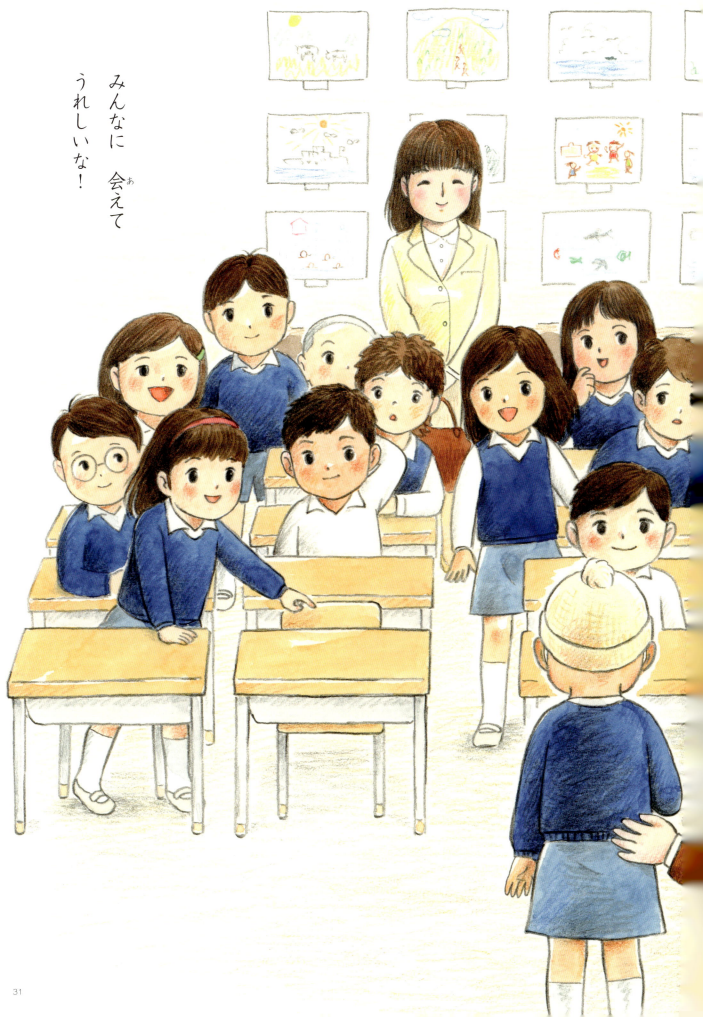

みんなに 会(あ)えて
うれしいな！

おかえり！　めいちゃん

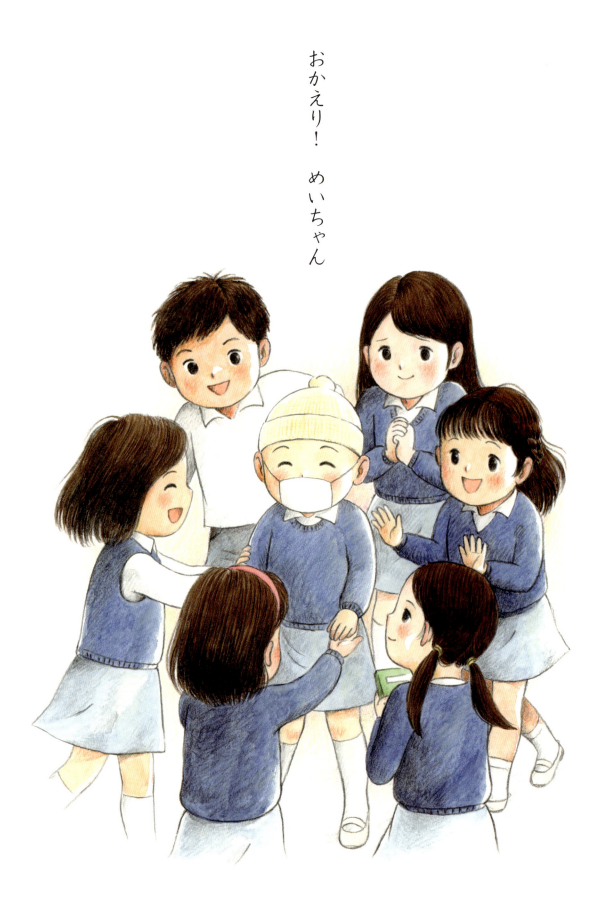

【著者紹介】

大見サキエ（おおみ　さきえ）
現職：岐阜聖徳学園大学看護学部、小児看護学教授。

森口清美（もりぐち　きよみ）
現職：就実大学教育学部教育心理学科、准教授（小児看護学）。

復学支援プロジェクトチーム
河合洋子、畑中めぐみ、高橋由美子、谷脇歩実、宮城島恭子、平賀健太郎、安田和夫、堀部敬三

森　邦生（もり　くにお）
1966 年東京生まれ。1989 年多摩美術大学日本画科卒。
印刷会社を経て 2010 年からイラストレーターに。主に書籍・雑誌等で活動中。
https://kuniomori-illustration.jimdofree.com/

JCOPY 〈㈳出版者著作権管理機構　委託出版物〉
本書の無断複写（電子化を含む）は著作権法上での例外を除き禁じられて
います。本書をコピーされる場合は、そのつど事前に㈳出版者著作権管
理機構（電話 03-3513-6969、FAX 03-3513-6979、e-mail: info@jcopy.or.jp）
の許諾を得てください。
また本書を代行業者等の第三者に依頼してスキャンやデジタル化するこ
とは、たとえ個人や家庭内での利用であっても著作権法上認められてお
りません。

おかえり！ めいちゃん
白血病とたたかった子どもが学校にもどるまで

2015 年 3 月 30 日　初版発行
2016 年 3 月 31 日　改訂版第 2 刷
2018 年 3 月 31 日　改訂版第 3 刷
2019 年 4 月 20 日　新装版

作　　　大見サキエ・森口清美・
　　　　がんの子どもの復学支援
　　　　プロジェクトチーム

絵　　　森 邦生

協　力　松田素子・森シホカ

発　行　ふくろう出版
　　　　〒700-0035　岡山市北区高柳西町 1-23
　　　　　　　　　　友野印刷ビル
　　　　TEL：086-255-2181
　　　　FAX：086-255-6324
　　　　http://www.296.jp
　　　　e-mail：info@296.jp
　　　　振替　01310-8-95147

印刷・製本　友野印刷株式会社
ISBN978-4-86186-746-0 C0747　©2019

定価はカバーに表示してあります。乱丁・落丁はお取り替えいたします。

読んで聞かせる人への メッセージ

この絵本は、長期入院して学校を休んでいた小学二年生が学校に戻ってくる話です。

入院中、めいちゃんがどんな気持ちで過ごしていたのかを、周囲の人に理解してもらうための絵本です。ストーリーの作成意図をご説明します。ぜひ、子どもたちと一緒に読んでいただき、めいちゃんの気持ちを考えていただければ幸いです。

病気は突然にやってきた

夏休みも過ぎ、二学期が開始するその朝、めいちゃんは突然、発病する。なんだかわからない体の不調を感じる。お母さんの「病院に行かなくちゃ」と言う言葉から、一気に不安に感じる。学校の先生や友達にも会えず楽しみがしぼんでいく。残念な、悲しい気持ちに不安を調える。 P.2~5

あちこちの病院でみてもらう（確定診断を受けるまでの不安と痛み）

最初に行った病院では、診断がつかず、あせりと不安が出てくる中、何度も検査を受けなければならない。注射はとても怖いし、痛い。めいちゃんは痛くて泣きそうになる。 P.6~7

確定診断が受け入れられず不安がつのる、母親（家族）の悲しみ

「白血病（小児がん）」という診断を告げられたけど、めいちゃんはさっぱりわからない。ただ、医師と母親の様子をみて、「ただ事ではない」と感じる。そして「一体、自分に何が起きたの？」とお母さんに問い詰めたい気持ちになる。しかし、母親がとても悲しんでいることが理解できるため、問い詰めることができない。ただ、入院という事実だけはわかる。 P.8~9

は理解できる。

入院初日の夜、母親と別れて一人で過ごすさみしさと悲しさ、わけのわからなさによる涙の夜

母親が帰宅する。入院初日の夜を一人で過ごすことになり、さみしさ、元気で過ごしていた自分が、こんなことになってしまった、何か悪いことをしたのかな？と、病室で一人で過ごすことになって、罰をうけているような気持ち。悲しみと不安で涙があふれて止まらない。 P.10~11

優しい看護師さんとの出会いと「星を集める」という希望

さみしくて、悲しいめいちゃんを優しく慰めてくれる看護師。眠るまでやさしく看病するように絵本を読んでくれる看護師。眠れる様子を見にやって来てくれる。そして気を紛らわすように入眠。翌朝、看護師がくる。入院院長が「星を集める」という目標が持てるように、「星を誰形に見える」ように医療者は支援したいと願っている。（そんな力が引き出されるように医療者は支援したいと願っている）

心が弱くなる。しかし、その辛さを、希望にして、病気との闘いをやり抜くことができれば、その辛さが可耐える。しかし、希望になるであろう。人間にはそんな底力があり、病気との闘いにはそんな底力も提案する。「集生活に希望が持てるように」

入院生活でのつらい治療、でもどれも頑張った

治療が開始されると、生活上のしさ、元気な時は考えもしなかった行動が制限されること、不自由が強くなること、特に点滴に拘束力が強く、嫌なことの代表である。そして、治療による、副作用が出てくる。痛みや吐き気、食欲不振、そして、追い打ちをかけるように脱毛が始まり、ついに全部脱毛する。これは男女に関わらず誰もが衝撃、これは男女に関わらず誰もが衝撃を受ける。人によっては病気や検査等での体験で痛あ、悲しみに打ちひしがれる。 P.16~19

同じ病気の子と遊んだり勉強したりして、勇気づけられた入院生活

病院で同病の子どもたちと出会い、遊んだり院内にある学校で一緒に勉強したりして勇気づけられた。でも、星はどんどん増えていった。でも、時々ぽんやり外を眺めていると学校の友達が思いだされ、とてもさみしくなる。

そんなある日、学校の担任の先生がお見舞いに来てくれる。学校の先生がクラスからの手紙を持ってきてくれて「まだ、つながっている」とうれしいという実感ができて、とてもうれしい気持ち。（入院初期はこのような場面があるが、長期になればなるほど忘れられてしまいやすいため、このような担任の継続的なお見舞い、クラスメートとの関係維持はとても大切である） P.20~25

ついに退院

医師の退院許可が出たときのうれしさ

医師の退院許可を夢見て飛び上がるほどうれしい。退院の日のうれしさ。医師からはマスクをするほど、体育は無理だけど、時々外来受診があり、しても、良いこと、生活は「普通に戻って」いいこと。「家族と過ごせる」「学校にも行ける」「友達とも遊べる」と告げられる。いろいろと同時に、とても楽しみ。でも、まだ、新しい髪が十分生えていない、不安がよぎる。 P.26~27

み以上に何よりも脱毛が苦痛であると感じている。（そんな気持ちをわかってほしい）今までの自分に自信がなくなってしまう、まるで自分のイメージが急に崩れてしまい、自分に自信がなくなってしまう人に見られたくない気持ちが強くなる、こんな自分を隠したくなくなる。でも、めいちゃんは、へこたれずにめいめい、これらすべてに対して頑張った。

髪の毛のことをからかわれたらどうしよう、嫌だな。どうしよう。外来受診があると、早退や遅刻しないかと、みんな待っているかな？覚えていてくれるかな？先生は私の病気のことをいろいろ言っているかな？教室には私の席、残っているかな？だ、クラスメートになんて言っているかな？（復学する前の子どもの不安を理解してほしい）

いないから、帽子をかぶらなきゃ、帽子の毛のことをからかわれたらどうしよう、嫌だな。

復学―クラスメートが温かく迎えてくれる

楽しみだけど不安な気持ちを抱え、ドキドキしながら学校に行く。学校が、クラスが見えてきた。私の描いた絵が見えてちょっとうれしい。クラスに入ると担任の先生が「めいちゃんがこのクラスに帰ってきました」って説明してくれた。クラスメートは口々に「めいちゃんお帰り」と言ってくれ、「集まってくれた。不安が一掃された瞬間。（復学する際は、学校側の受け入れ体制準備が大切である）

めいちゃんは帽子をかぶって、少し容姿は変わったけれど、闘病生活でし得たものはとても大きい。闘病生活を乗り越えた誇りの象徴である星を沢山持っている。 P.28~32

多くの子どもが自信を取りもどし、さらに入院の経験を糧として、より成長した姿で学校に戻ることを願っています。そのためには、がんの子どもの闘病生活を理解し、入院中の学校の教師やクラスメートとのつながりを欠かさないことが大切です。入院中の学校の先生やクラスの先生方と共に病気の子どもを支えたいと思っています。

☆　☆　☆

大見サキエ／森口清美／がんの子どもの復学支援プロジェクトチーム